LIBRO DE FOTOS Y
SALMOS

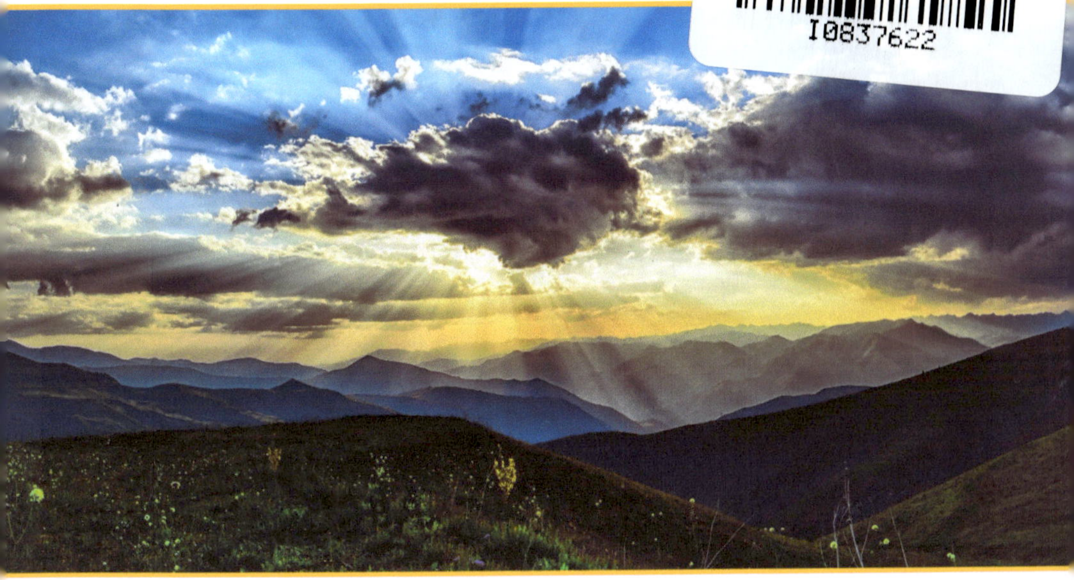

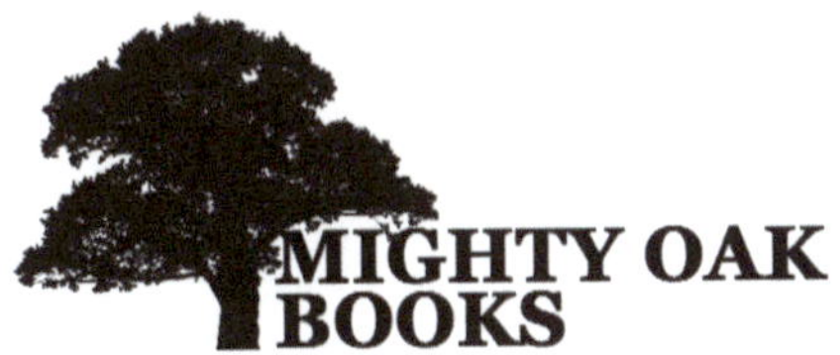

El cielo proclama la gloria de Dios y el firmamento anuncia la obra de sus manos.

Salmo 19:2

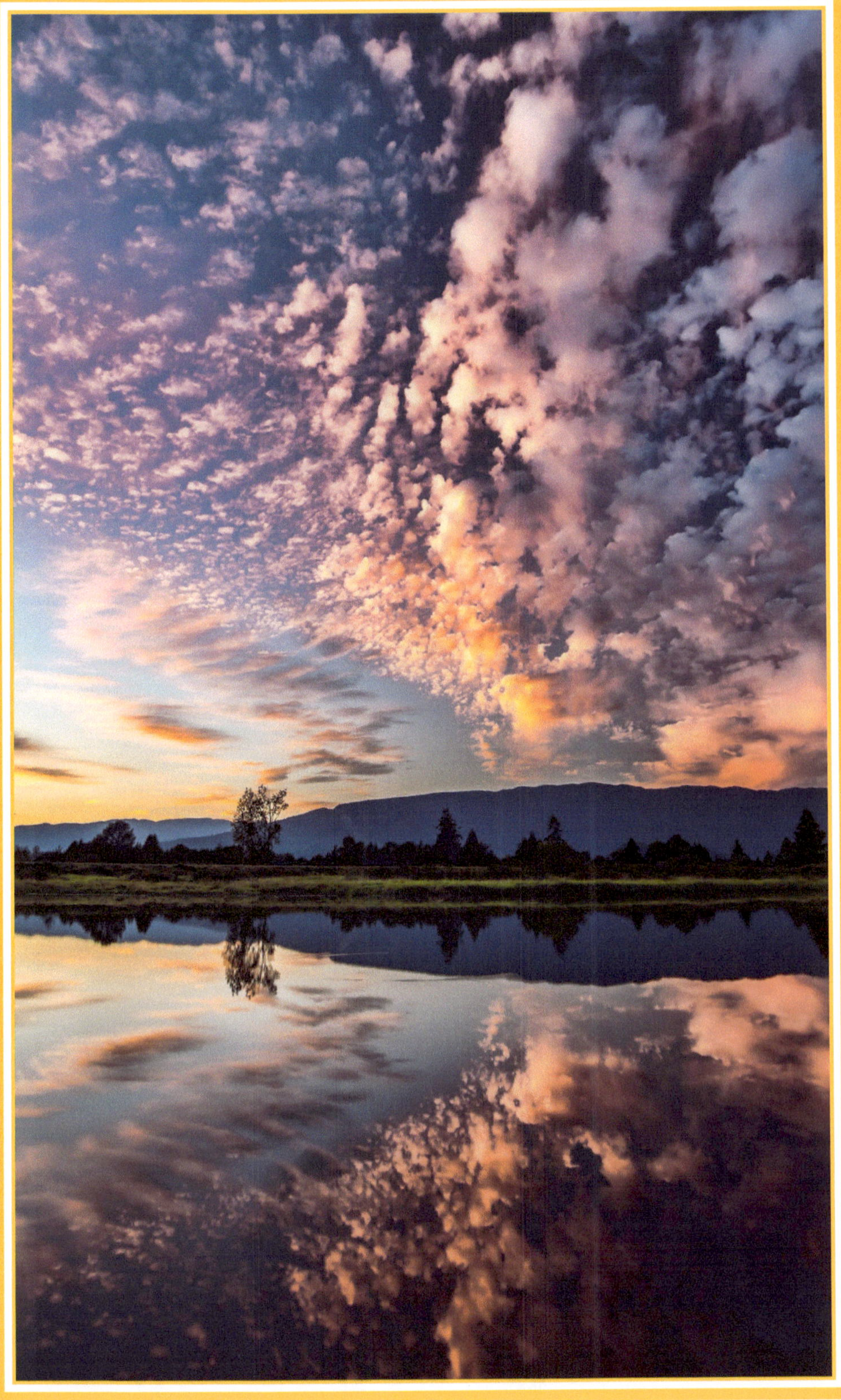

En ti está la fuente de la vida, y por tu luz vemos la luz.

Salmo 36:10

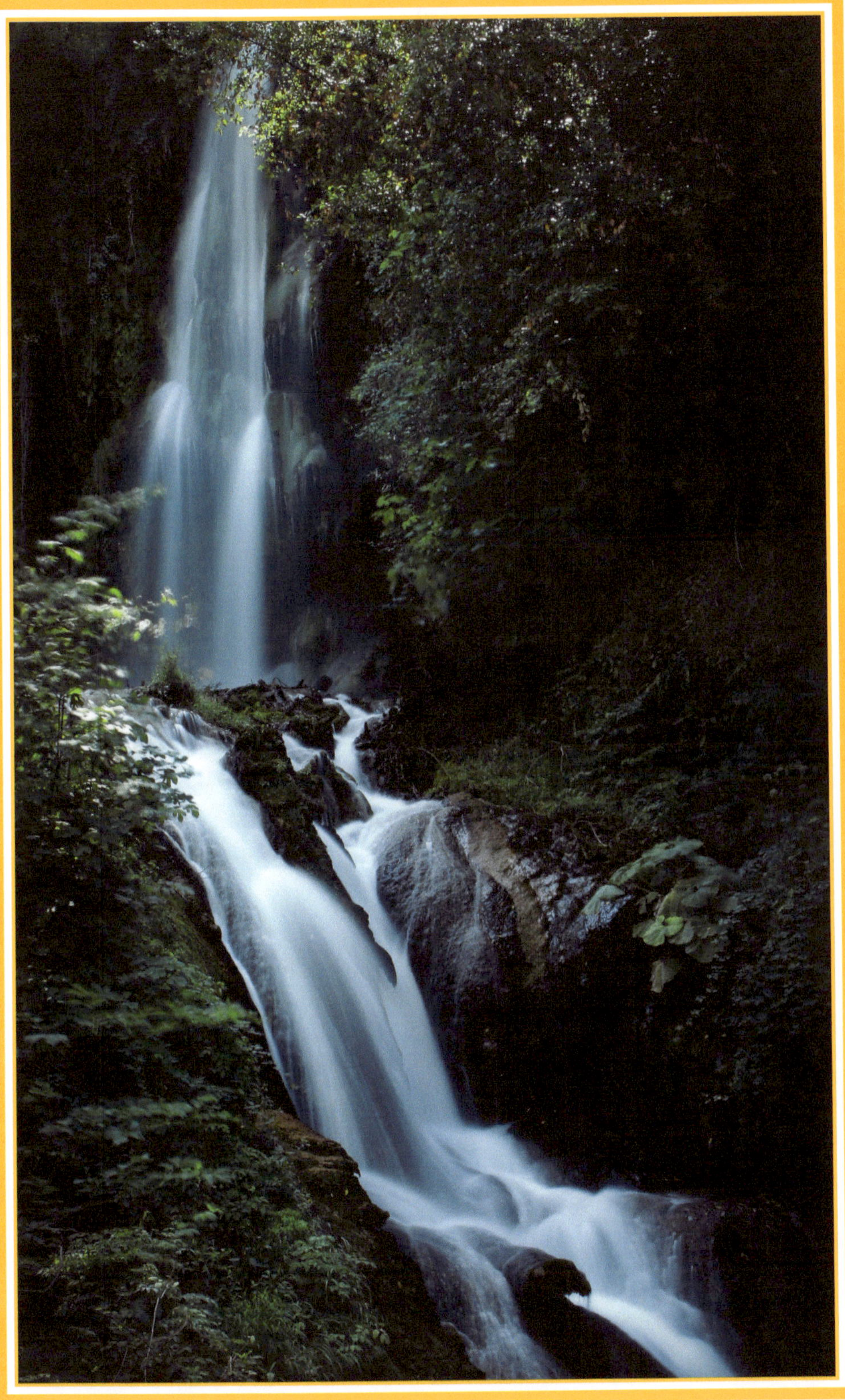

Porque tu misericordia se eleva
hasta el cielo,
y tu fidelidad hasta
las nubes.

Salmo 57:11

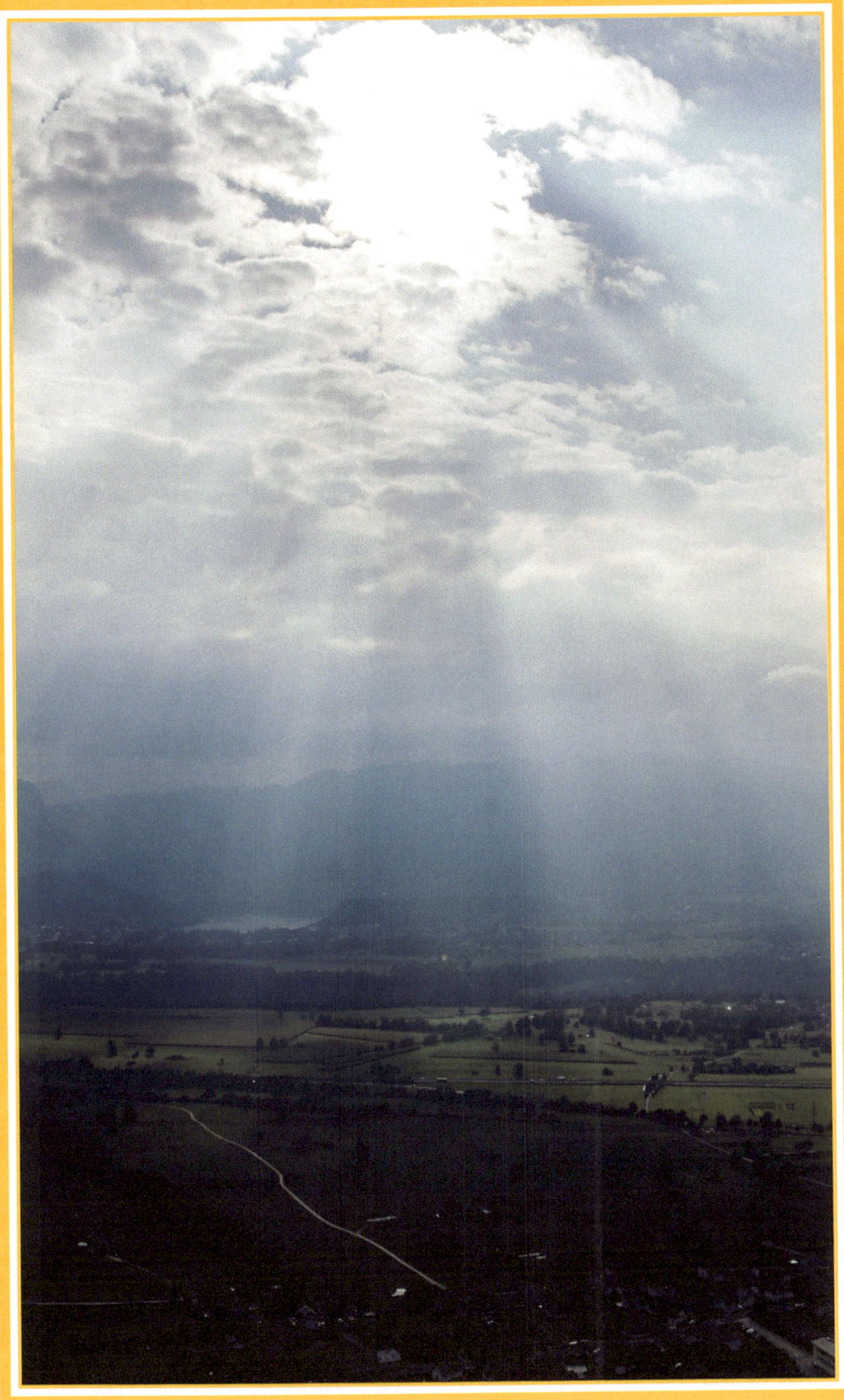

El Señor es mi pastor,
nada me puede faltar.
Él me hace descansar
en verdes praderas,
me conduce a las
aguas tranquilas.

Salmo 23:1-2

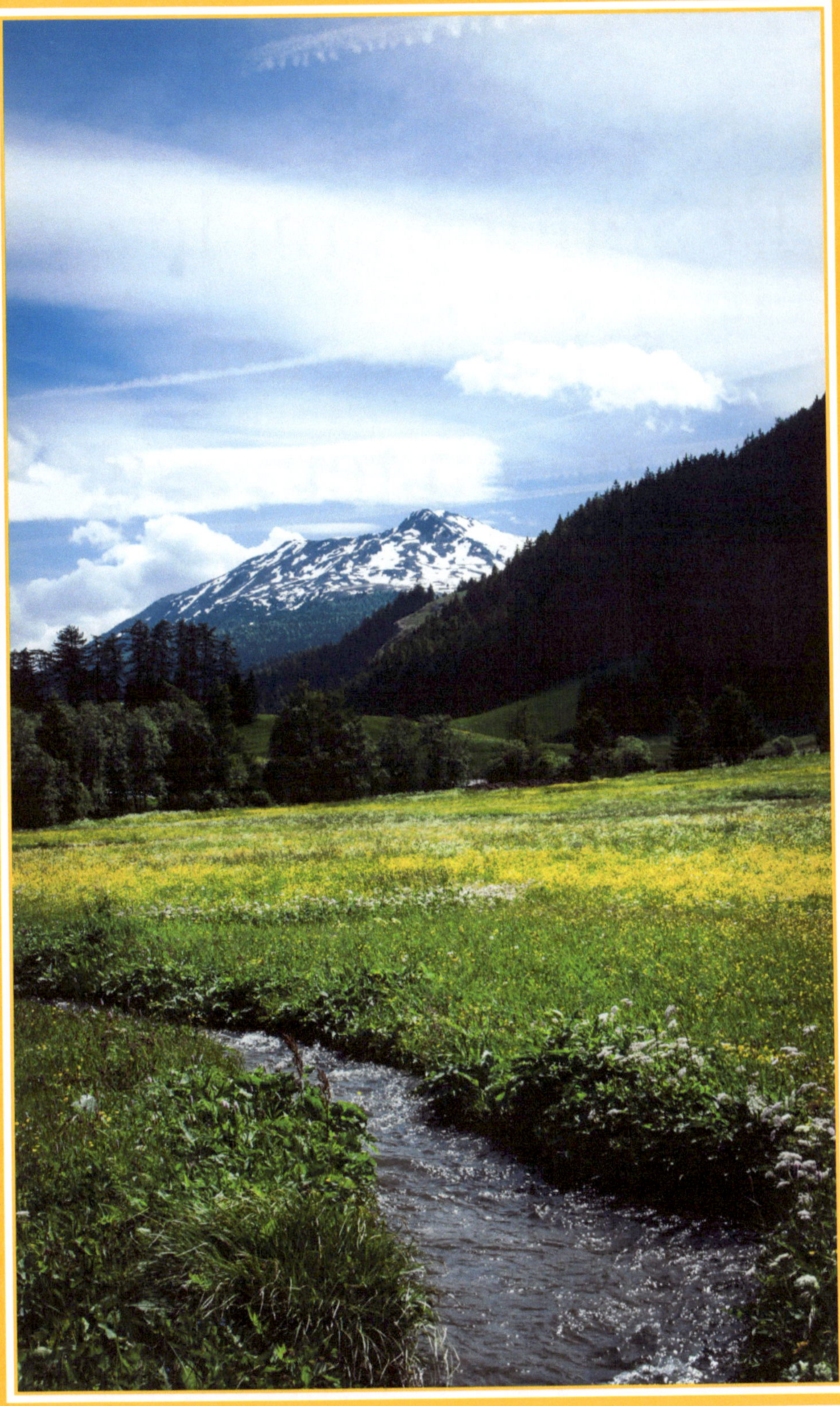

El Señor es mi luz y mi salvación, ¿a quién temeré? El Señor es el baluarte de mi vida, ¿ante quién temblaré?

Salmo 27:1

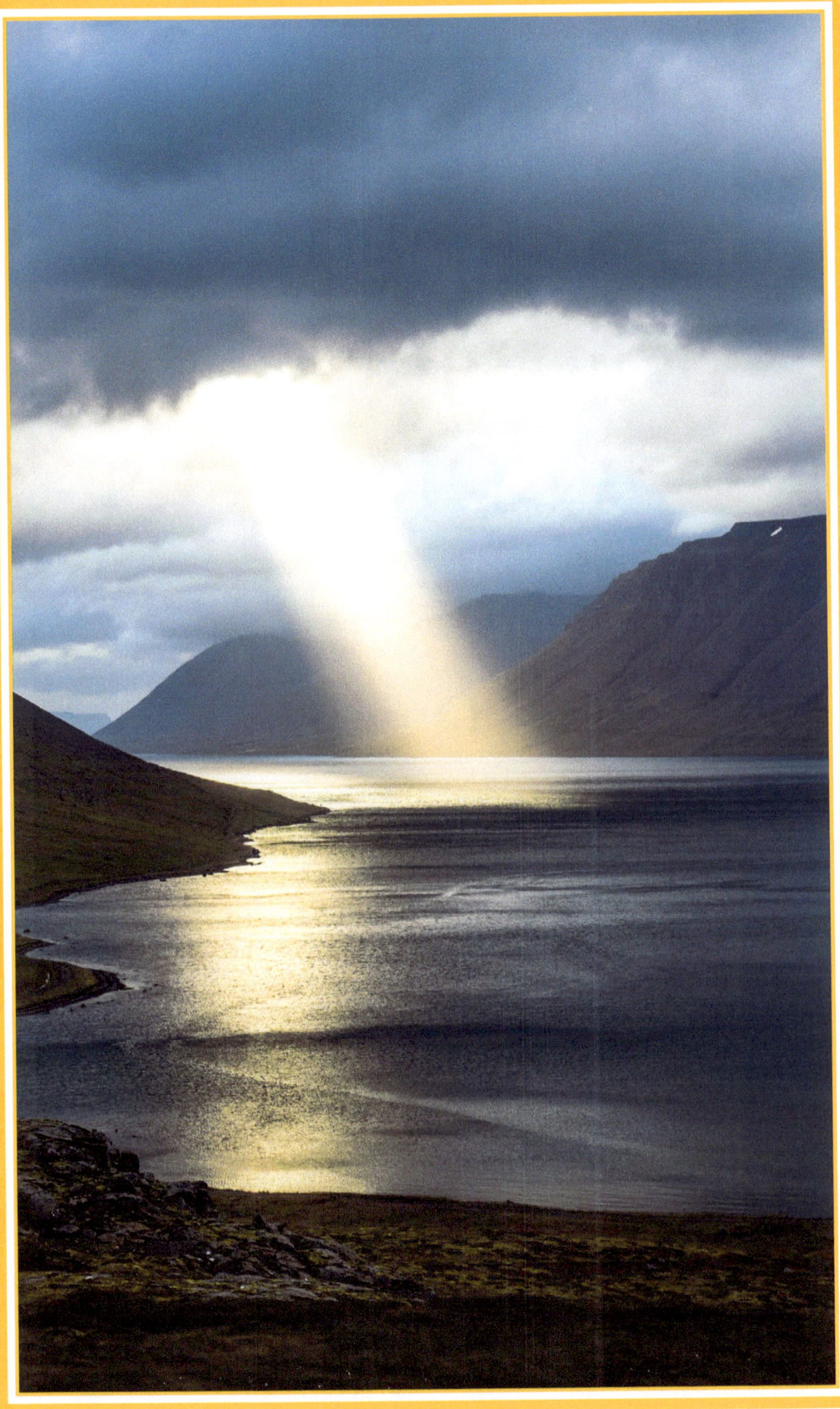

Dijo: Yo te amo,
Señor, mi fuerza,
Señor, mi Roca,
mi fortaleza y mi
libertador, mi Dios,
el peñasco en que me
refugio, mi escudo,
mi fuerza salvadora,
mi baluarte.

Salmo 18:2-3

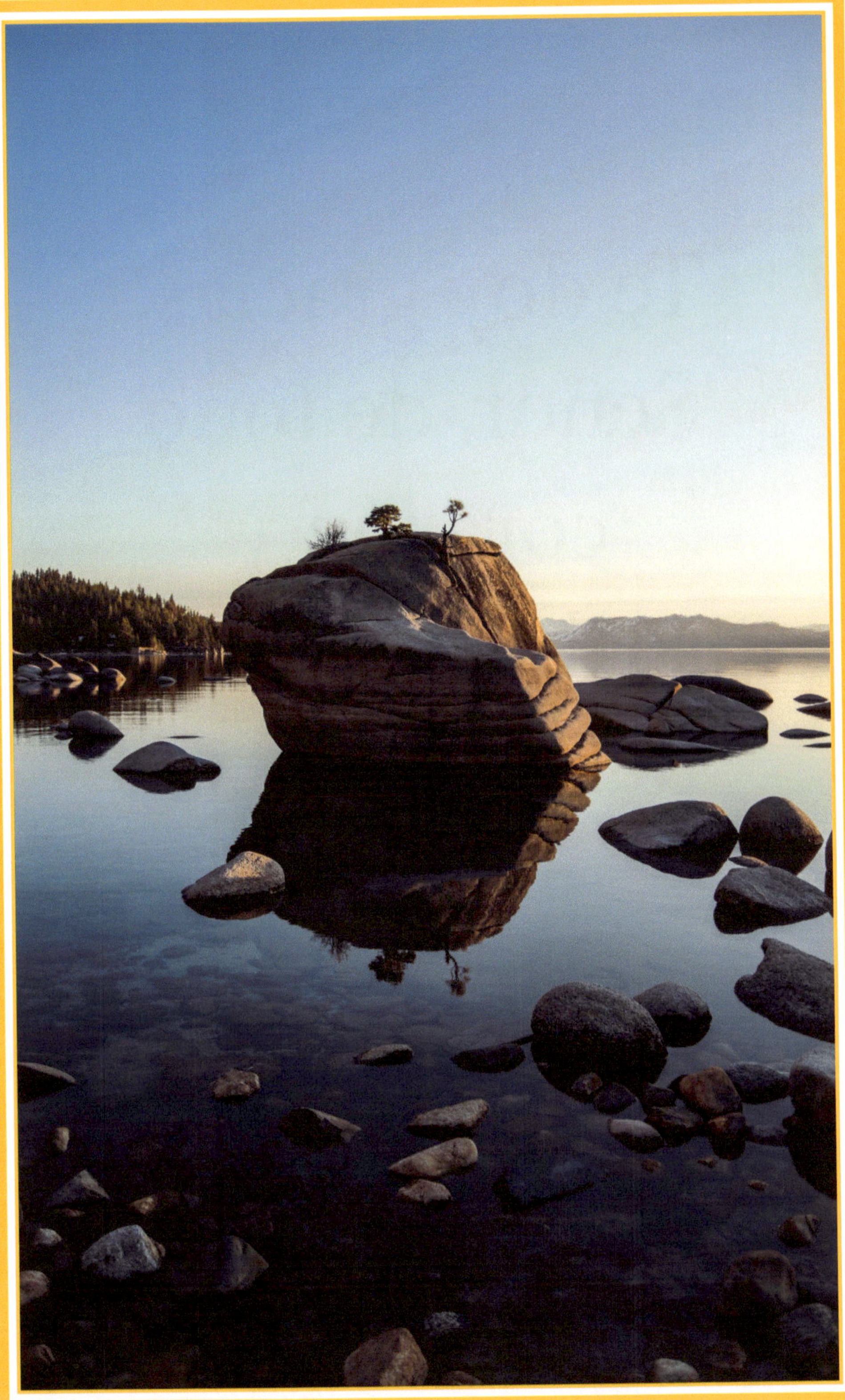

Te doy gracias,
Señor, de todo
corazón y
proclamaré todas
tus maravillas.

Salmo 9:2

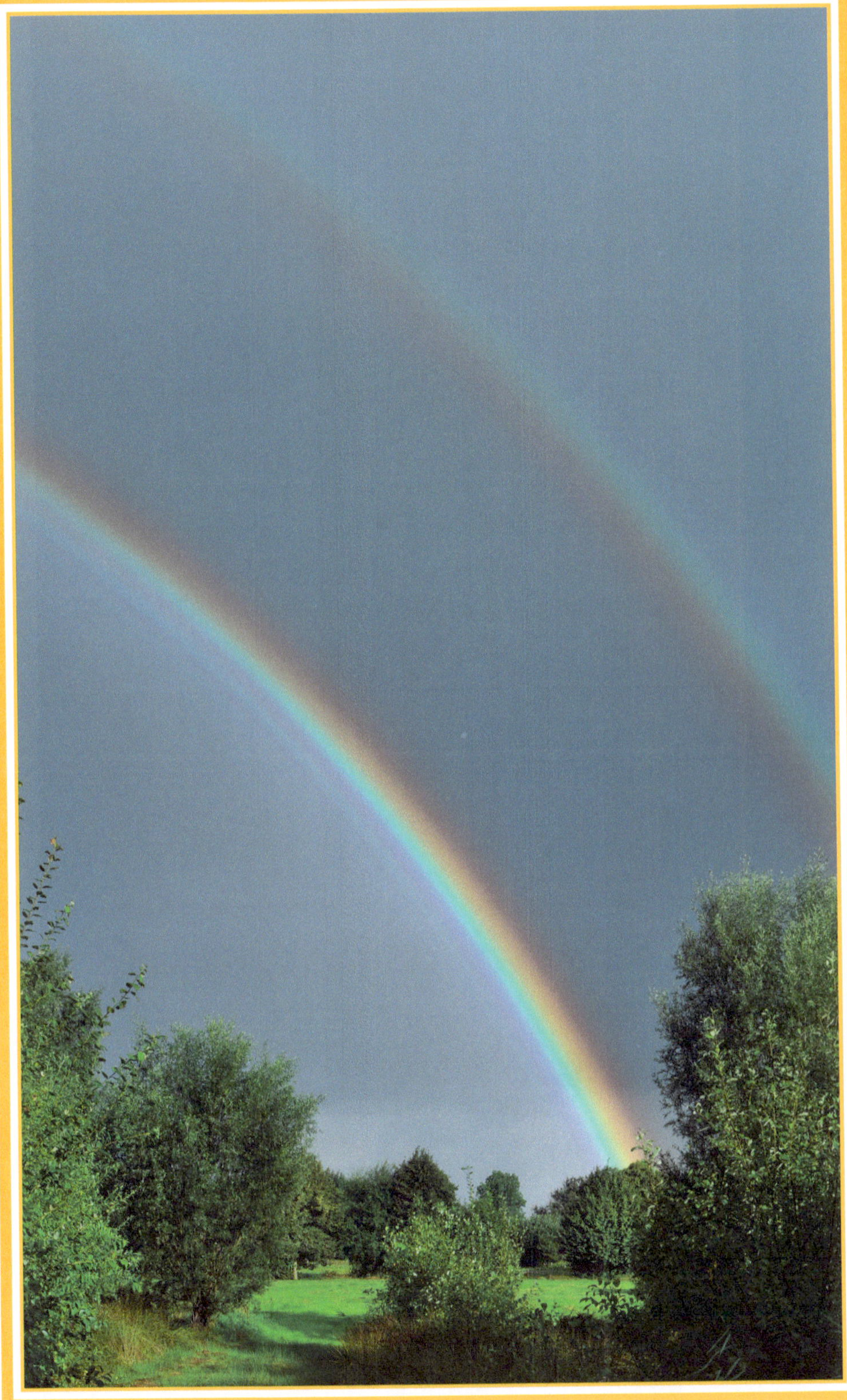

El te librará de la
red del cazador y de
la peste perniciosa;
te cubrirá con sus
plumas, y hallarás
un refugio bajo
sus alas.

Salmo 91:3-4

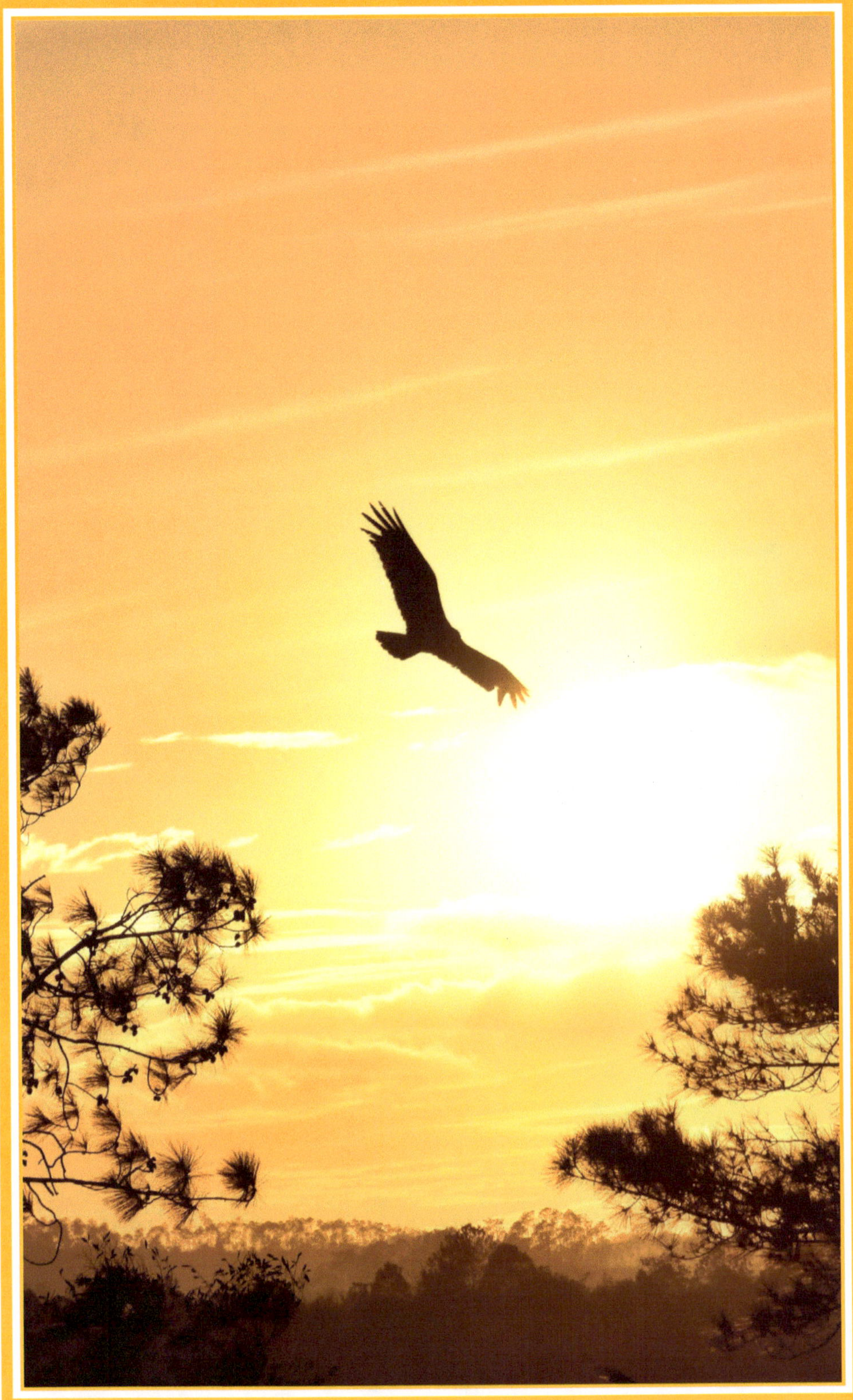

Sólo en Dios descansa mi alma, de él me viene la salvación.

Salmo 62:2

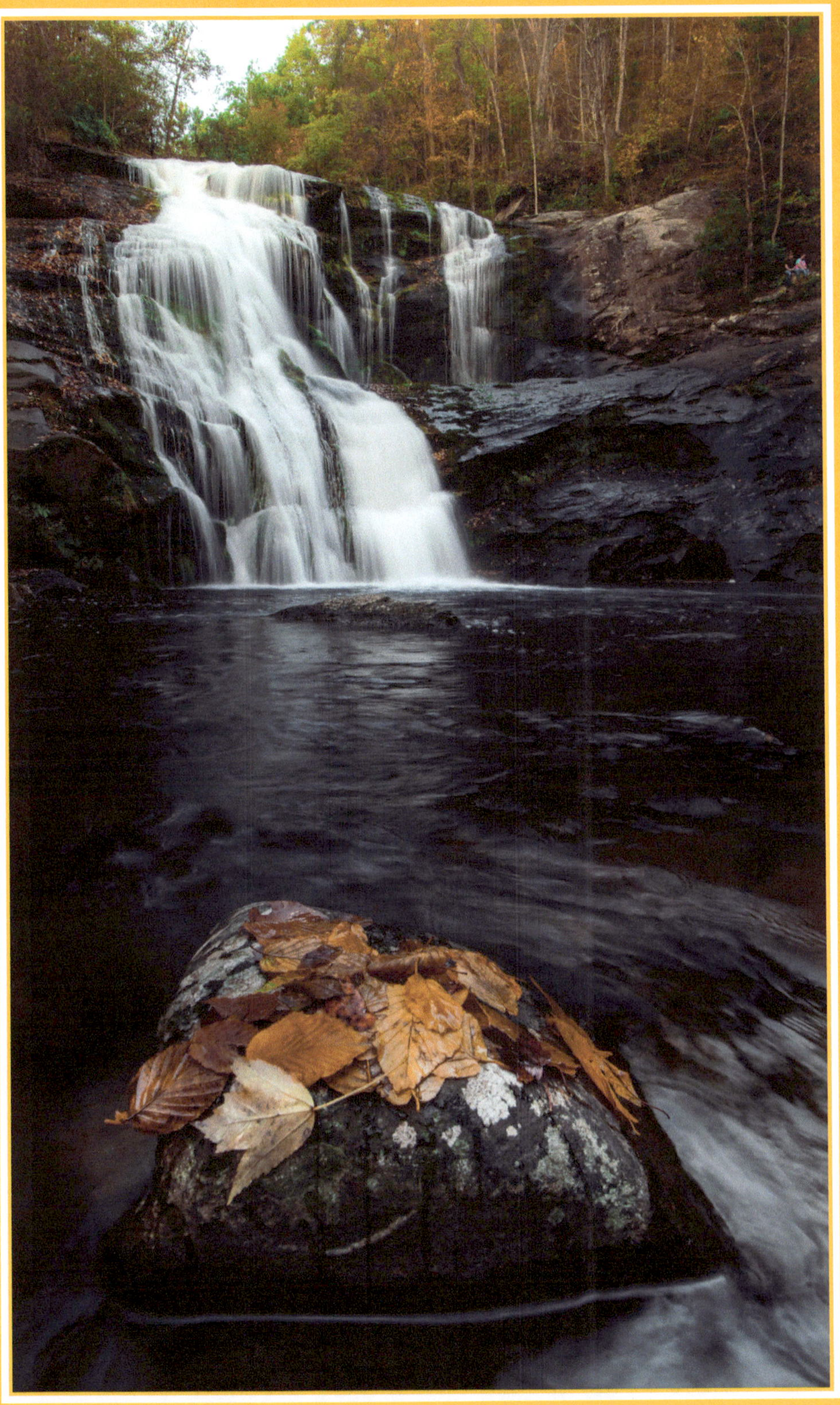

Dios es nuestro refugio y fortaleza, una ayuda siempre pronta en los peligros.

Salmo 46:2

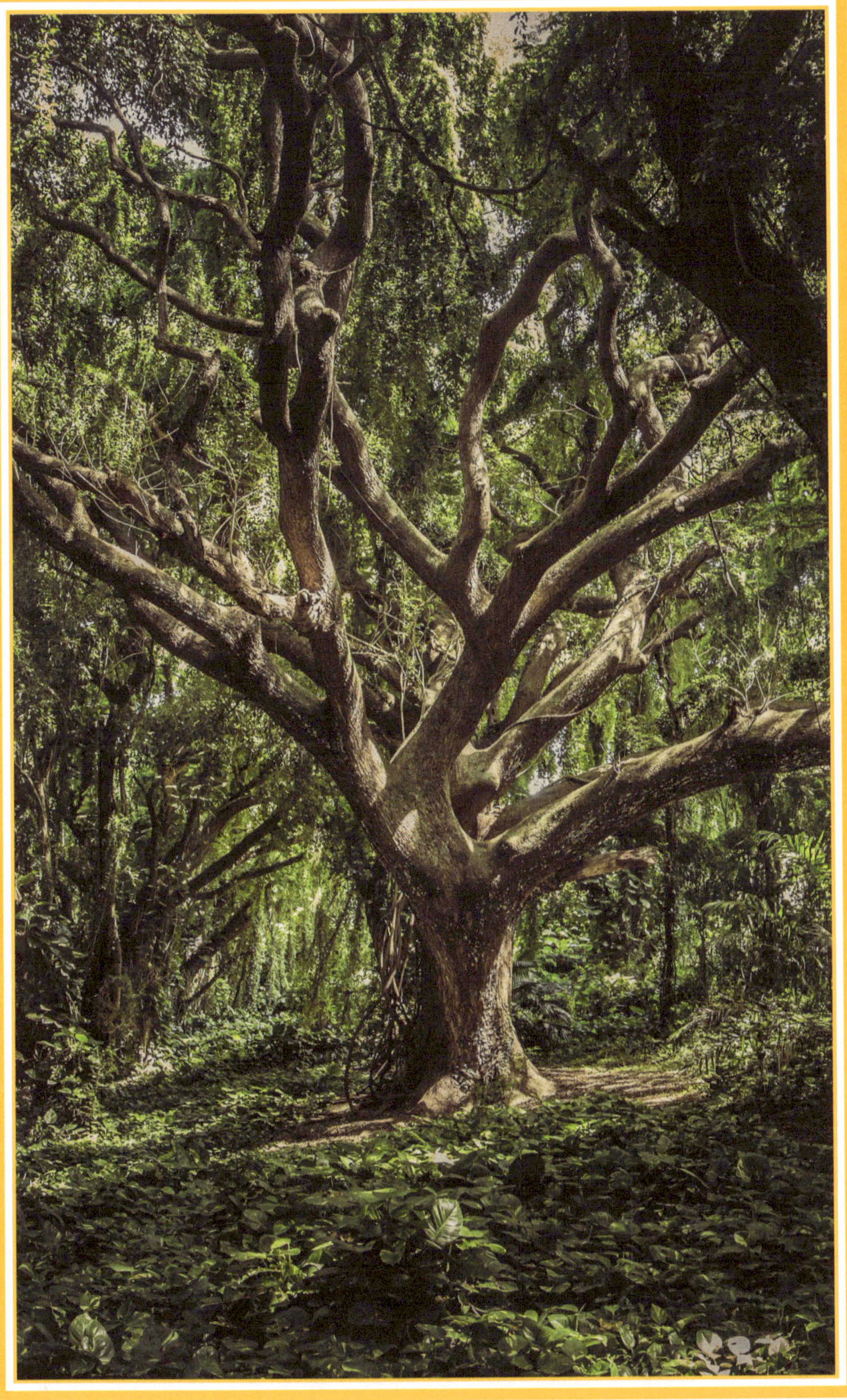

Tu palabra es una lámpara para mis pasos, y una luz en mi camino.

Salmo 119:105

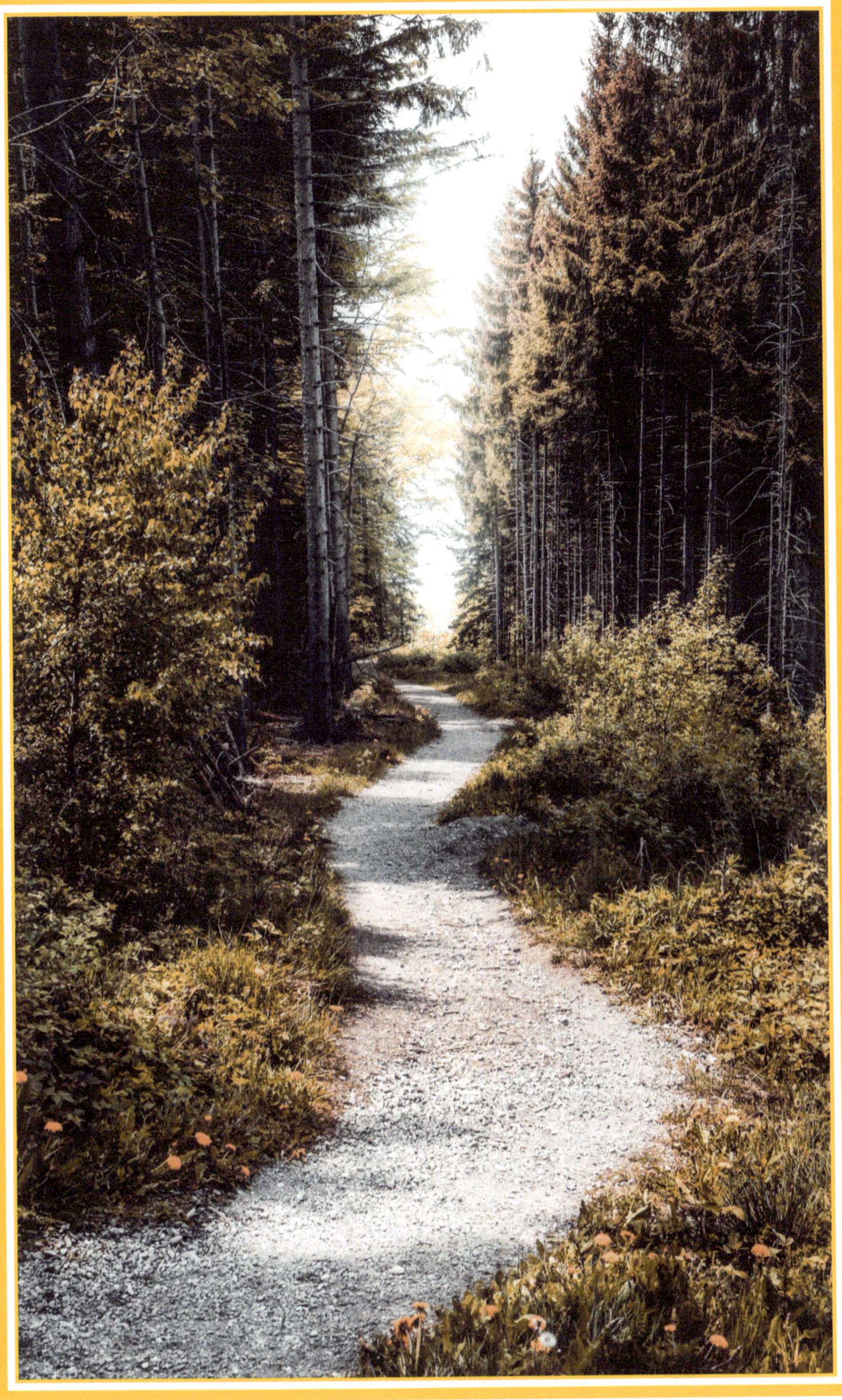

Ríndanse y reconozcan que yo soy Dios: yo estoy por encima de las naciones, por encima de toda la tierra.

Salmo 46:11

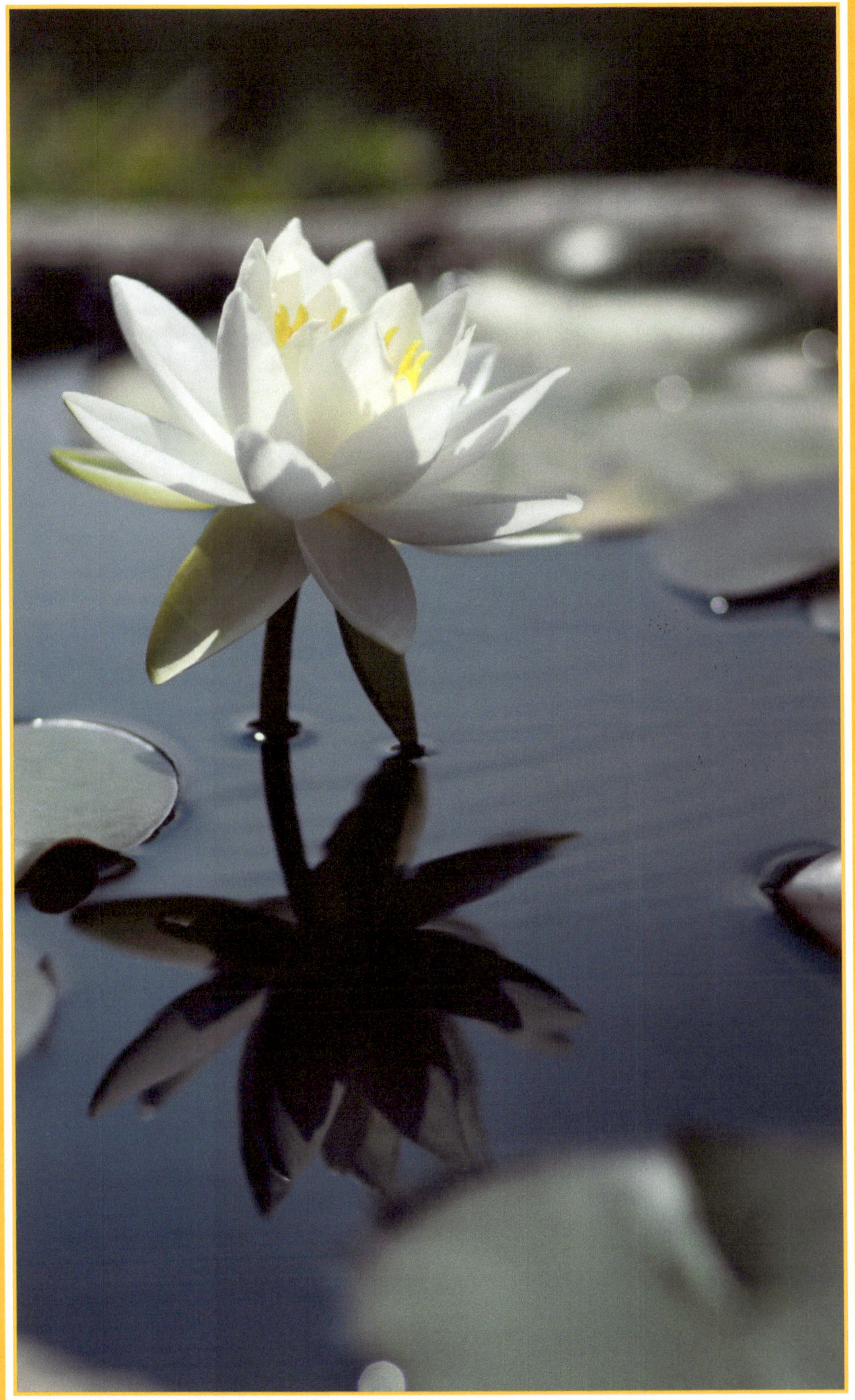

Confía tu suerte
al Señor, y él te
sostendrá.

Salmo 55:23

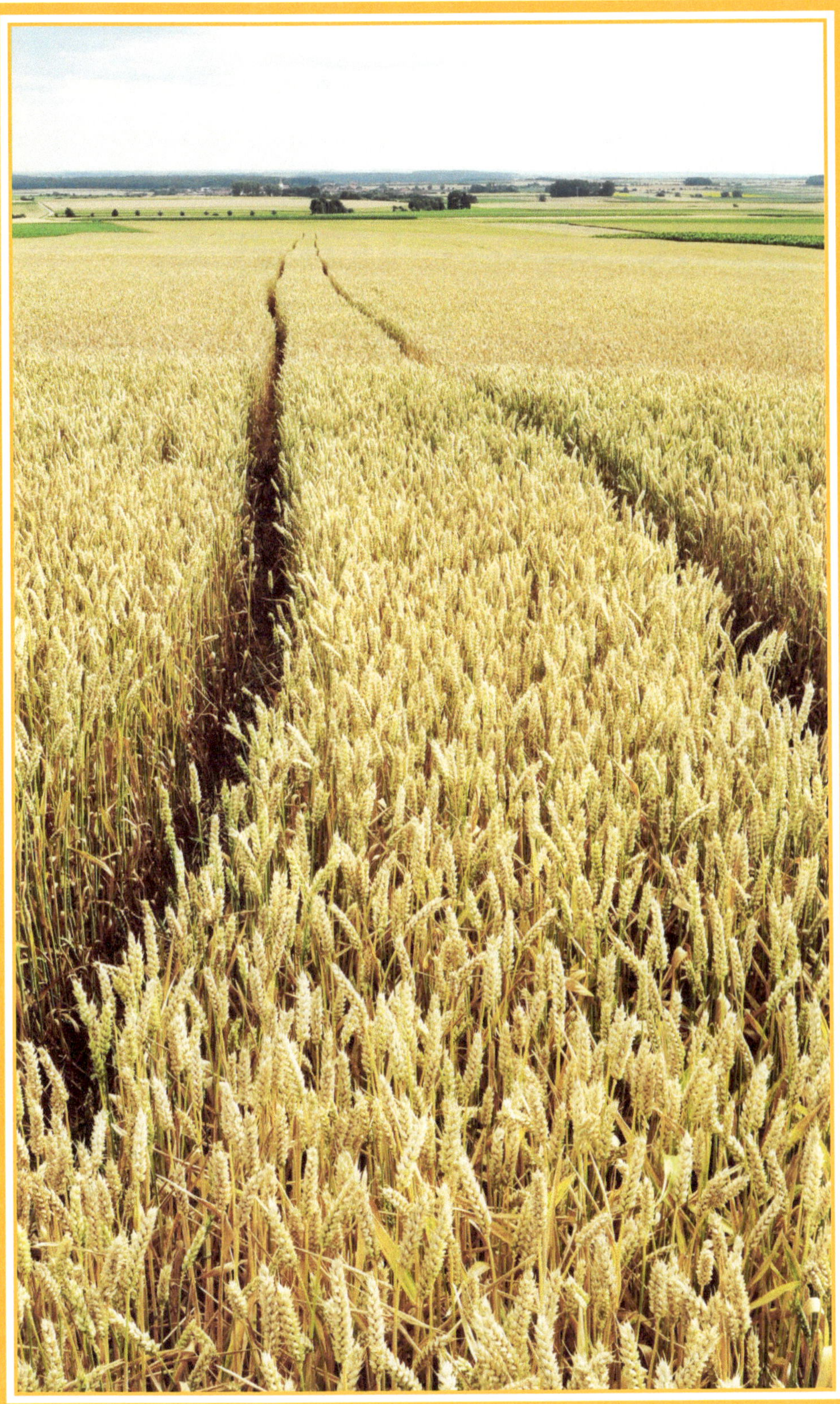

Pero Tú eres mi escudo protector y mi gloria, tú mantienes erguida mi cabeza. Invoco al Señor en alta voz, y él me responde desde su santa Montaña.

Salmo 3:4-5

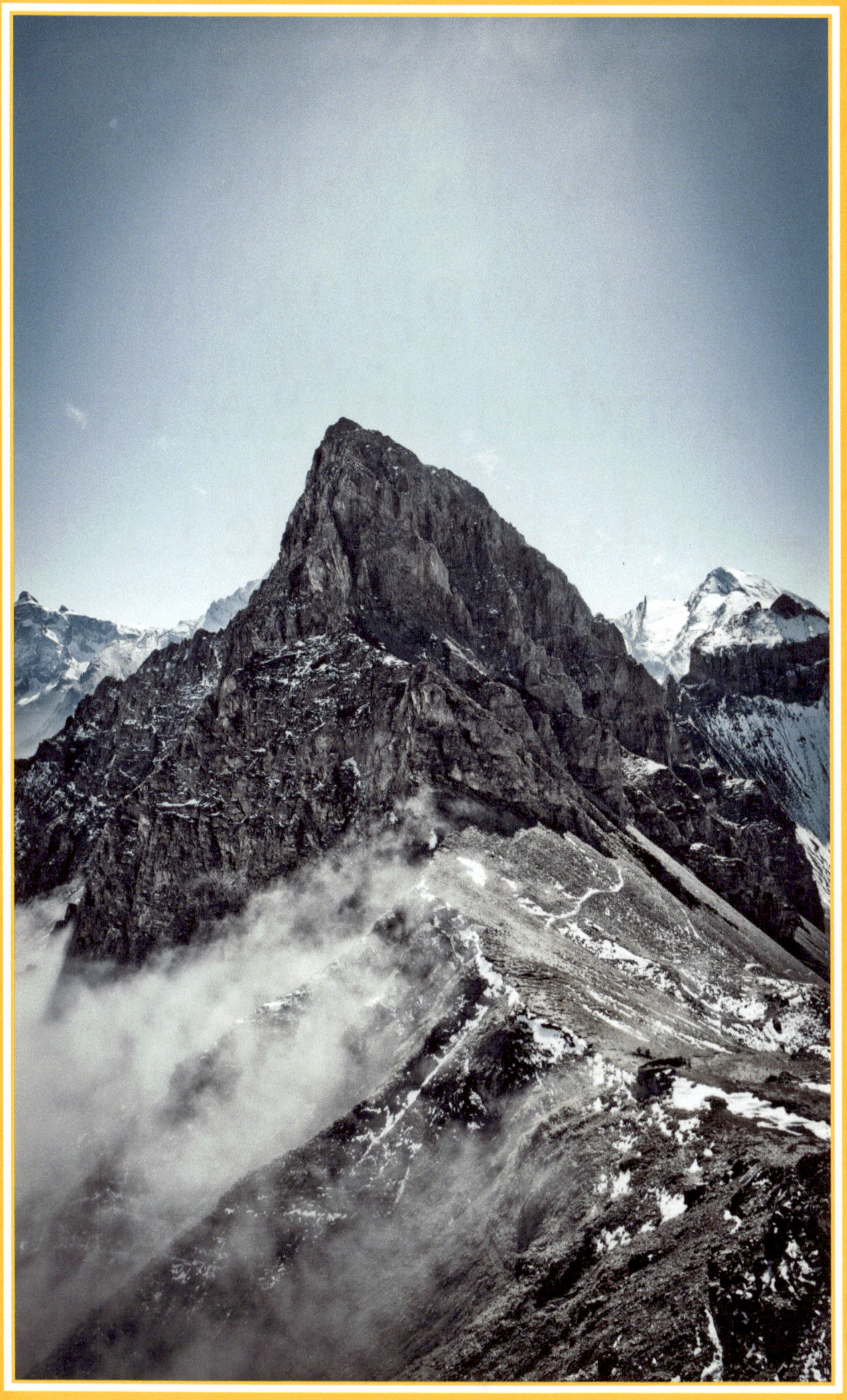

Yo creo que contemplaré la bondad del Señor en la tierra de los vivientes. Espera en el Señor y sé fuerte; ten valor y espera en el Señor.

Salmo 27:13-14

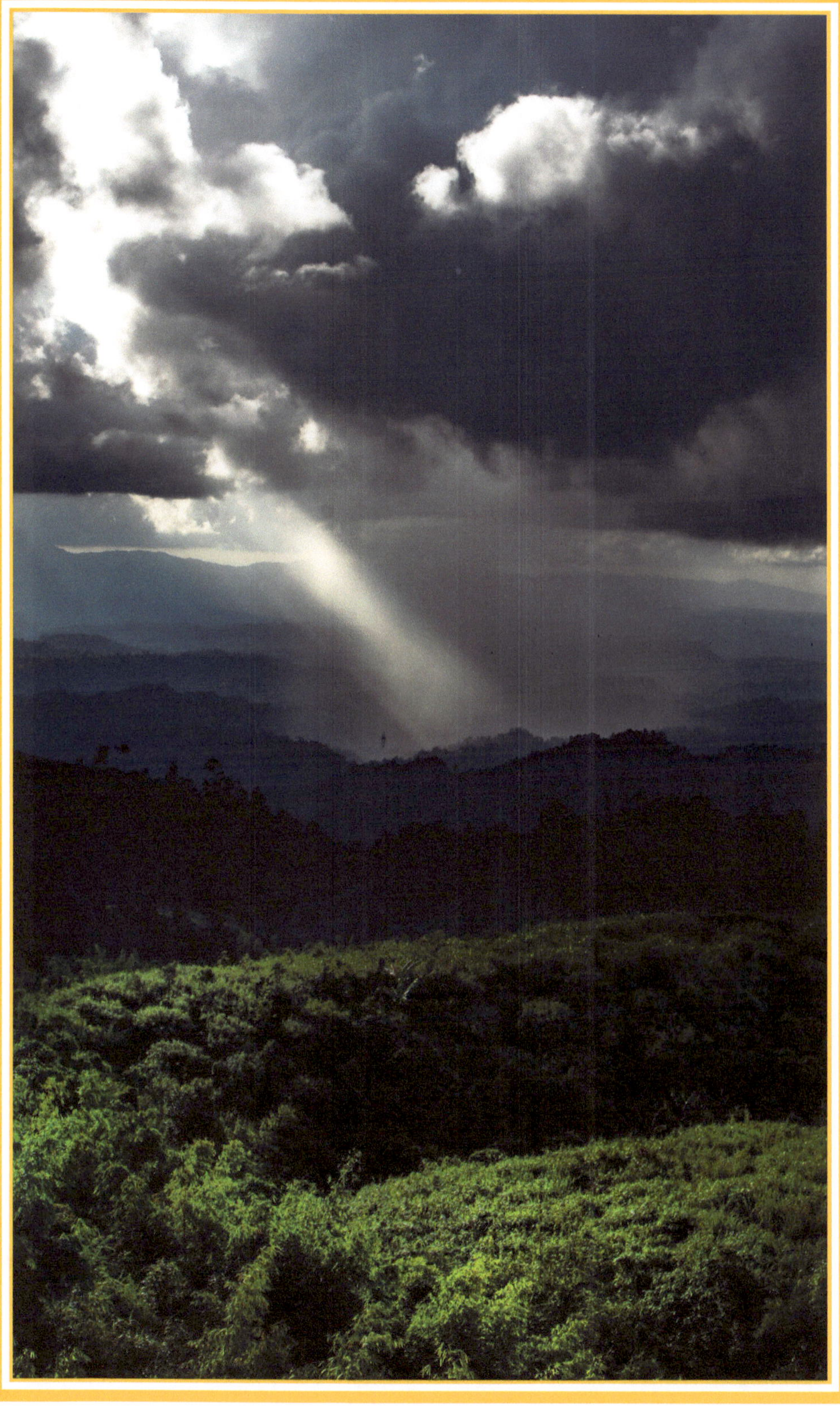

Este es el día que
hizo el Señor:
alegrémonos y
regocijémonos en él.

Salmo 118:24

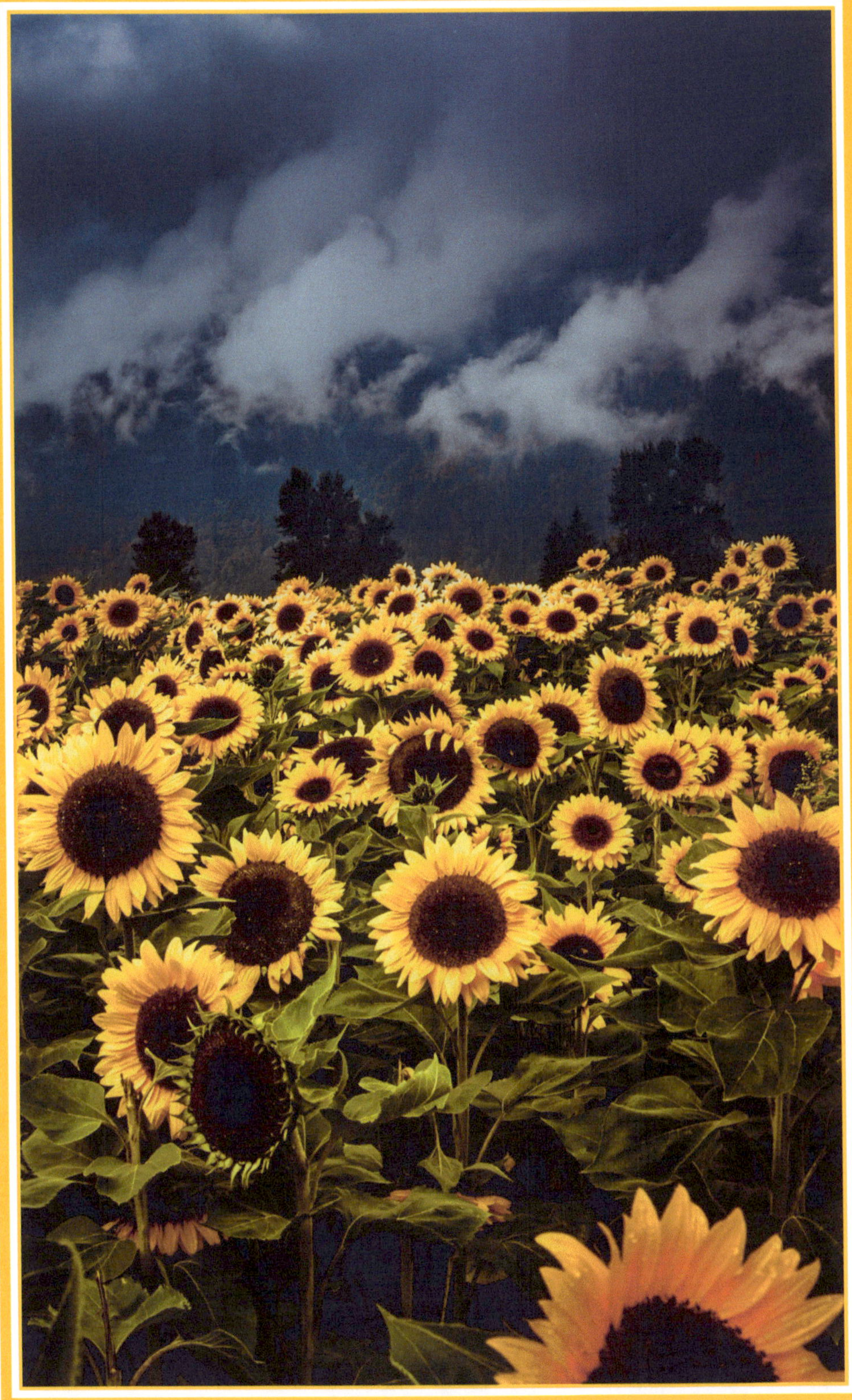

Así se alegrarán los
que en ti se refugian
y siempre cantarán
jubilosos;
tú proteges a los que
aman tu Nombre,
y ellos se llenarán
de gozo.

Salmo 5:12

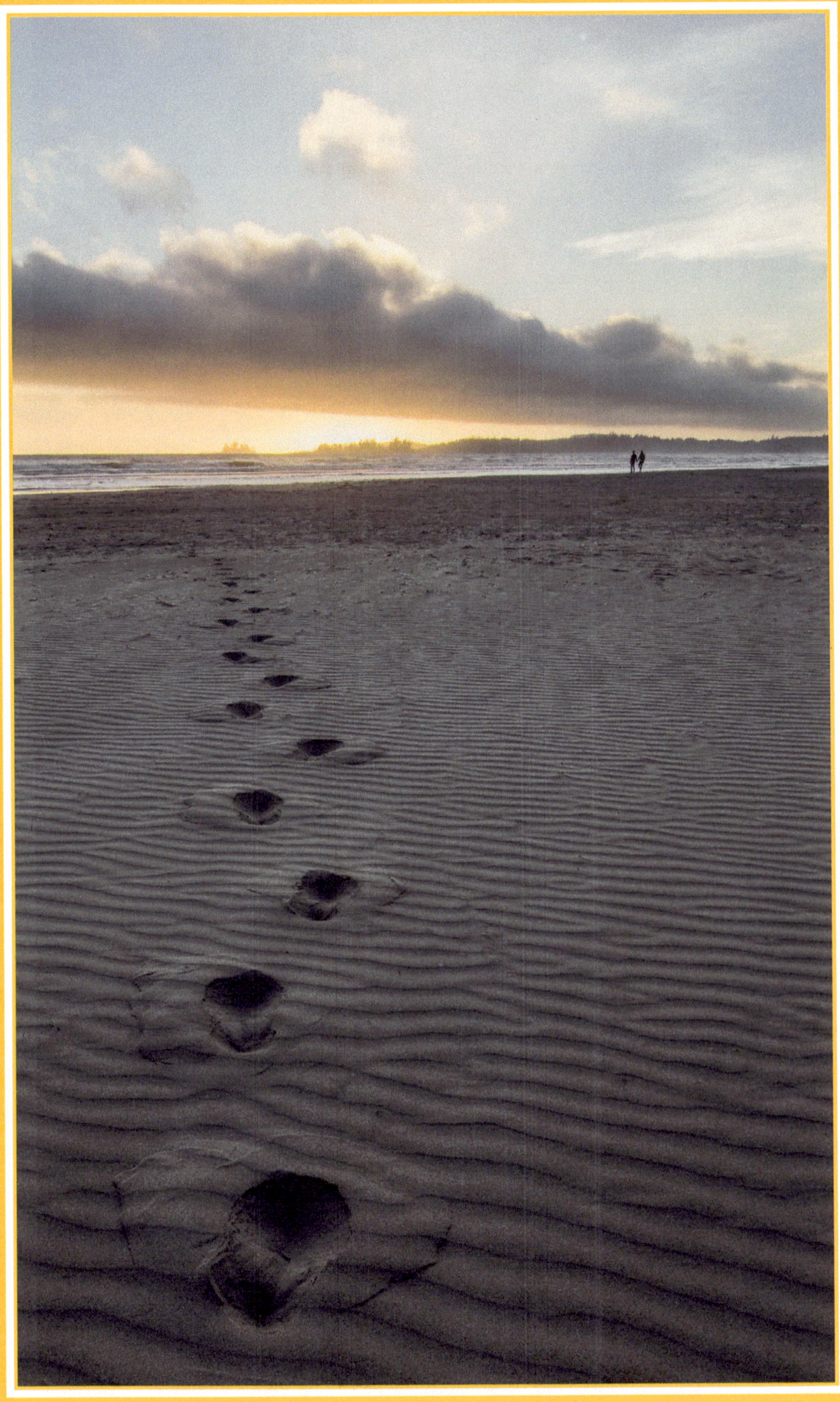

Yo, en cambio, procedo íntegramente: líbrame y concédeme tu gracia. Mis pies están firmes sobre el camino llano, y en la asamblea bendeciré al Señor.

Salmo 26:11-12

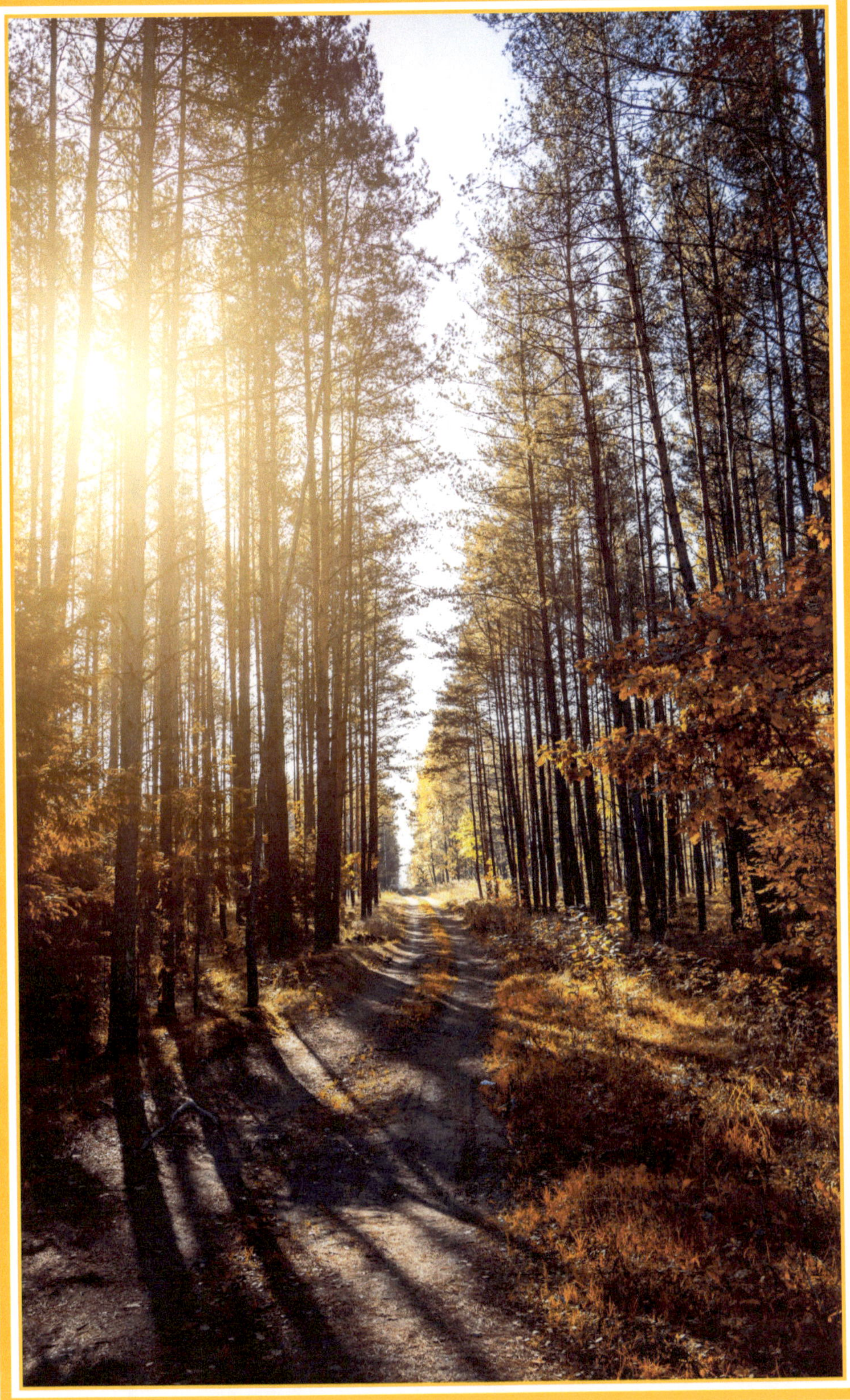

Yo te glorifico,
Señor, porque tú me
libraste y no quisiste
que mis enemigos se
rieran de mí.

Salmo 30:2

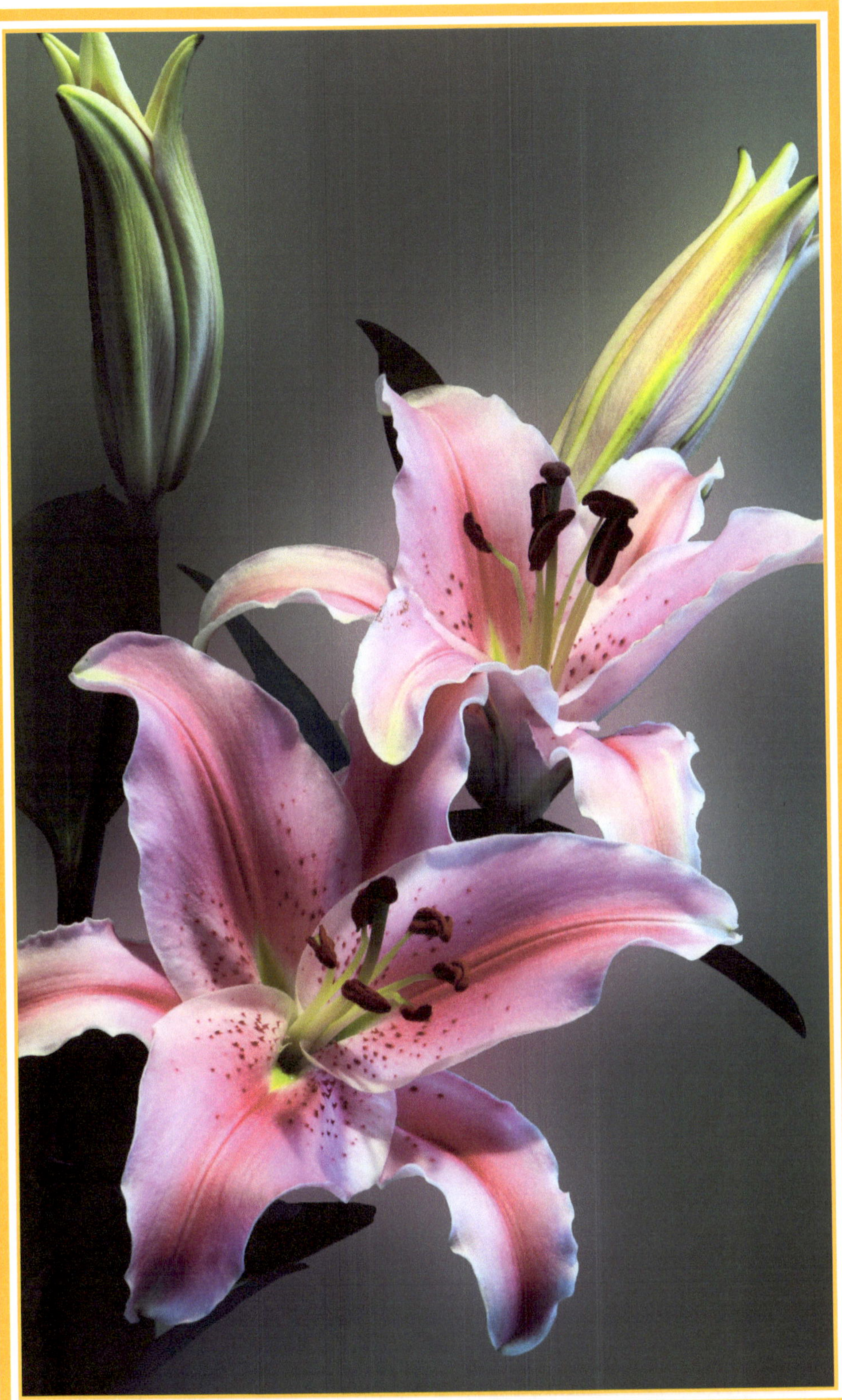

Confía en el Señor
y practica el bien;
habita en la tierra y
vive tranquilo:
que el Señor sea tu
único deleite, y él
colmará los deseos
de tu corazón.

Salmo 37:3-4

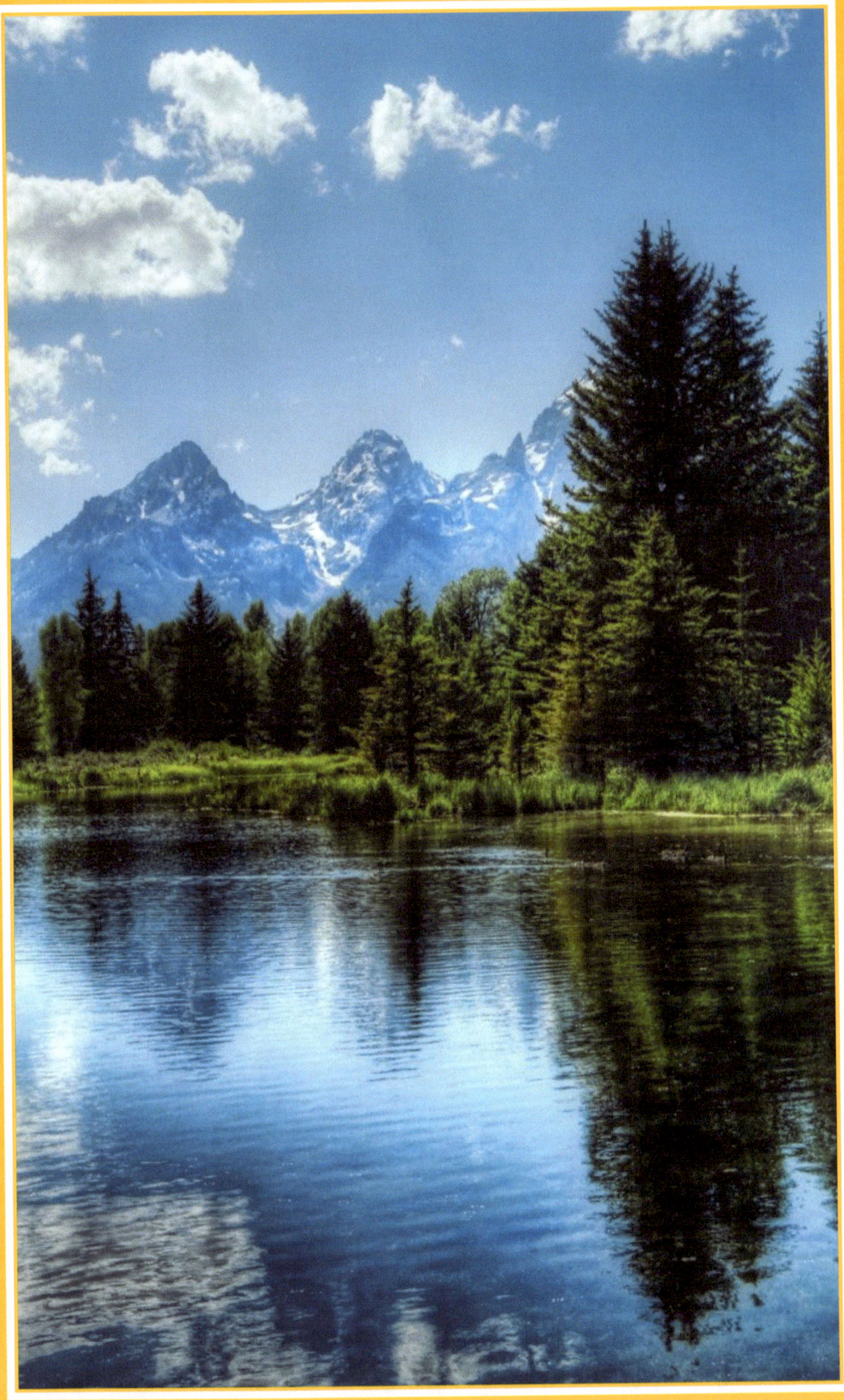